G. MAINGOT

Poumons et Plèvres

A. MALOINE ET FILS, ÉDITEURS
27, RUE DE L'ECOLE-DE-MEDECINE, 27
PARIS, 1919

G. MAINGOT

Poumons et Plèvres

A. MALOINE ET FILS, ÉDITEURS
27, RUE DE L'ECOLE-DE-MEDECINE, 27
PARIS, 1919

POUMONS ET PLÈVRES

LIMITES DE SENSIBILITÉ DE L'EXPLORATION RADIOSCOPIQUE DES POUMONS [1]

PAR

Ch. MANTOUX
Ancien Interne des Hôpitaux de Paris
Médecin Aide-Major de 1re Classe

et

G. MAINGOT
Chef du Laboratoire de Radiologie
de l'Hôpital Laennec

Dans l'immense majorité des examens cliniques du thorax l'investigation stéthacoustique et l'exploration radiologique fournissent chacune, à côté des finesses documentaires qui leur sont propres, des données générales concordantes.

Quelquefois cependant l'harmonie est rompue ; tantôt les rayons révèlent des altérations que l'oreille ne perçoit pas, tantôt au contraire l'écran reste aveugle sur des lésions bien caractérisées à l'auscultation. Dans la première de ces deux alternatives il s'agit presque toujours de foyers profondément situés et séparés de l'oreille par un matelas de tissu pulmonaire sain. Dans la seconde le phénomène est subordonné au caractère physique des lésions et à la sensibilité du radiodiagnostic : il y a des altérations invisibles parce qu'elles ne s'accompagnent d'aucune densification du parenchyme pulmonaire, ainsi font les bronchites, les pleurites sèches dans lesquelles un simple dépoli de la séreuse suffit à donner de bruyants frottements. Il y a aussi, et c'est le point sur lequel nous voulons attirer l'attention, des formations tuberculeuses densifiantes et infiltrantes invisibles à l'écran parce que la méthode radioscopique n'est pas assez sensible.

L'évolution clinique et l'examen stéthacoustique établissent incontestablement l'existence de ces densifications parenchymateuses privées d'expression radioscopique : chez beaucoup de sujets le sommet est submat sur une notable étendue, la respiration fortement modifiée s'accompagne de bruits adventices ; enfin, l'apparition d'hémoptysies, la présence de signes généraux ne peuvent laisser aucun doute sur l'existence de formes tuberculeuses infiltrant et

1. Extrait du *Bulletin de la Société médicale des hôpitaux* (11 octobre 1918).

densifiant le parenchyme pulmonaire mais invisibles à l'écran.

Les lésions très petites échappent à l'écran comme le font les fins détails de structure osseuse. Les lésions peu épaisses ne s'expriment pas par des contrastes assez intenses pour être appréciables. Ainsi au-dessous d'une certaine étendue, d'une certaine épaisseur, d'une certaine densité les foyers d'infiltration tuberculeuse n'ont pas de représentations radioscopiques appréciables.

Les conditions extrinsèques à la lésion et réalisées par le sujet exploré influencent à leur tour la limite de visibilité des ombres pathologiques. Chez les personnes musclées et corpulentes les contrastes s'estompent, la valeur documentaire des images s'appauvrit : une même lésion bien dessinée sur l'image d'un thorax émacié se voit à peine ou même n'a plus de représentation graphique à l'examen d'un obèse.

Peut-on, d'après les considérations théoriques qui précèdent, estimer approximativement les dimensions maxima des lésions indécelables ?

Il nous a paru plus simple et plus exact de procéder à des vérifications expérimentales. Nous avons choisi des sujets normaux de corpulence moyenne et des fragments de tissus tuberculeux prélevés à l'autopsie.

Pendant l'examen radioscopique de nos sujets les fragments de tissus ont été successivement placés en avant et en arrière des différentes régions du thorax (1).

Un tableau exprime les conditions d'observation et expose les résultats.

Ainsi, des tissus tuberculeux de 5 à 7 millimètres d'épaisseur étalés sur une surface de plusieurs centimètres carrés sont invisibles ou ne donnent que des ombres difficilement appréciables (pièces A et B). On perçoit à peine l'image d'une plèvre infiltrée de 15 millimètres d'épaisseur (pièce C), encore faut-il que la pièce soit présentée à la base ou au sommet entre le sujet et l'écran. Une masse parenchymateuse de 17 millimètres (pièce D) donne des ombres un peu plus nettes mais on n'observe des taches véritables qu'en interposant sur le trajet des rayons un fragment de ganglion de 2 centimètres d'épaisseur (pièce E).

Avec un sujet de fort diamètre antéro-postérieur les ombres des

1. Les conditions de visibilité des pièces placées entre l'écran et le sujet sont meilleures que celles des lésions intra-thoraciques ; au contraire, les lésions réelles situées au sein du parenchyme pulmonaire sont dans des conditions meilleures de visibilité que les pièces tenues entre la source des rayons X et le sujet.

Pièces prélevées.

	AU SOMMET		AU HILE		A LA BASE	
	En avant	En arrière	En avant	En arrière	En avant	En arrière
Pièce A. Plèvre très sclérosée. Epaisseur 5 m/m. Surface 69 m/m × 69 m/m	*Aucune ombre appréciable.*					
Pièce B. Plèvre et parenchyme infiltrés et adhérents. Epaisseur 7 m/m. Surface 70 m/m × 5[illegible] m/m.	Ombre presque inappréciable.	Ombre presque inappréciable.	Aucune [illegible]	Aucune ombre.	Voile très léger.	Ombre presque inappréciable.
Pièce C. Plèvre infiltrée et sclérosée. Epaisseur 15 m/m. Surface 22 m/m × 59 m/m.	Légère dimin. de transparence	Aucune ombre.	Ombre légère.	Presque rien.	Ombre presque inappréciable.	Aucune ombre.
Pièce D. Parenchyme très infiltré. Epaisseur 17 m/m. Surface 70 m/m × 70 m/m.	Ombre légère.	Ombre très légère.	Ombre nette.	Ombre légère.	Ombre très légère.	Ombre presque inappréciable.
Pièce E. Ganglion infiltré. Epaisseur 20 m/m. Surface 25 m/m × 35 m/m.	Tache sombre.	Tache nette.	Ombre foncée.	Ombre assez foncée.	Ombre nette.	Ombre légère.

mêmes pièces anatomiques sont difficiles ou même impossibles à reconnaître quelles que soient les conditions de présentation.

En faut-il davantage pour établir et constater que l'examen radioscopique du thorax a des limites de sensibilité capables de laisser échapper des altérations anatomiques de surface et d'épaisseur déjà considérables? L'examen stéthacoustique peut dépister un grand nombre de ces lésions inappréciables à l'écran. L'on comprend la raison d'être de l'affirmation suivante chaque jour vérifiée par la clinique mais encore ignorée par beaucoup de médecins : *De l'examen radioscopique d'un thorax exempt de lésions décelables à l'écran il ne faut pas conclure à l'intégrité certaine du parenchyme pulmonaire et à l'absence d'altérations pleurales.*

LA SITUATION, LA FORME, LE VOLUME DU CŒUR ET L'EXPLORATION RADIOLOGIQUE DU MÉDIASTIN POSTÉRIEUR DES TUBERCULEUX[1]

Il est exceptionnel que le médiastin postérieur des sujets atteints de tuberculose pleuro-pulmonaire ne soit pas le siège de réactions pathologiques.

De tous les procédés d'investigation, celui qui révèle le plus sûrement ces modifications est sans conteste l'exploration aux rayons de Rœntgen. Certaines apparences trompeuses risquent toutefois d'en imposer pour des altérations médiastines ; elles obligent l'observateur à user d'artifices et d'incidences propres à tourner les difficultés.

Suivant sa situation, sa forme, son volume, le cœur laisse le médiastin postérieur facilement explorable ou, au contraire, l'encombre d'ombres parasites qu'il importe de rattacher à leur véritable cause. Je me propose de préciser ce point particulier de l'exploration radiologique des thorax tuberculeux. Je vais montrer quelles sont les lois qui régissent la visibilité du médiastin et les règles qu'il faut observer pour tirer de l'investigation par les rayons de Rœntgen des conclusions bien établies.

Privé du poumon, des bronches et des plèvres, le thorax apparait comme une sorte de cage dont le cœur et les gros vaisseaux sont les occupants effectifs. Il est facile de déduire les projections radiologiques de ce thorax idéal et schématique.

Encadrés par le squelette, le cœur et les vaisseaux reposent sur le diaphragme ou plutôt sur les ombres hépatophréniques, gastro-phréniques ; leur teinte est foncée, leurs contours sont nettement tracés ; volumineux et denses, ils contrastent par leur capacité avec la transparence des parties inoccupées qui les entourent presque de toutes parts, en haut, à droite, à gauche, en avant, en arrière.

1. Extrait du *Bulletin de la Société d'études scientifiques sur la tuberculose*, 6 juillet 1912.

A vrai dire, l'image se modifie bien peu si l'on passe de ce thorax hypothétique au thorax vivant d'un sujet sain. Le poumon enveloppé dans les plèvres est si peu dense par rapport aux organes du médiastin qu'il leur laisse les ombres de premier plan. Il n'absorbe qu'une fraction infime du rayonnement incident ; les champs pulmonaires sont très lumineux par rapport aux ombres cardiaques et squelettiques. Le poumon s'insinue dans les espaces libres, dans les sinus costo-diaphragmatiques entre le sternum et la base du cœur, entre la colonne vertébrale, l'œsophage et les gros vaisseaux. Il remplit tous les espaces vides du thorax hypothétique de tout à l'heure, mais, où qu'il soit, il ne joue qu'un rôle effacé dans la transparence des parties considérées : les aires transparentes du thorax privé de l'appareil respiratoire sont aussi les plus lumineuses du thorax de l'homme bien portant.

Au point de vue de l'étude radiologique du médiastin postérieur chez les sujets sains, ces considérations permettent de faire abstraction des ombres pulmonaires, simplification que je mettrai à profit pour la facilité de la démonstration.

A priori, vu de face ou de dos, le thorax ne fournit aucune indication sur l'état du médiastin postérieur. La colonne vertébrale, le cœur et les vaisseaux, le sternum forment un complexus plan dans lequel il est malaisé de faire la part de ce qui revient à chacune de ces pièces. A moins d'user de la stéréoscopie, procédé d'ailleurs fort peu précis, rien n'indique la profondeur respective des uns et des autres.

De profil, au contraire, la colonne vertébrale, le cœur et le sternum s'individualisent. Il apparaît entre le sternum et la base du cœur une zone transparente triangulaire. Connue sous le nom d'espace clair rétro-sternal, cette aire lumineuse correspond à la région péricardiaque qui a perdu contact avec la paroi thoracique antérieure.

Entre le cœur et la colonne vertébrale, il existe aussi un espace clair rétro-cardiaque, c'est le médiastin postérieur ; mais l'idée qu'on peut en avoir après un examen sagittal est incomplète. De profil, à la partie supérieure et moyenne, le médiastin est d'ordinaire opaque comme si l'ombre cardio-aortique était en contact immédiat avec la colonne vertébrale. Il n'y a qu'en bas, au-dessus du diaphragme, qu'il est large et lumineux. D'après cette image, on conclurait à tort à une obliquité du cœur de haut en bas et d'arrière en avant avec contact entre la base du cœur et la colonne vertébrale.

En réalité, le médiastin postérieur est une zone continue, un espace libre dans l'hypothèse d'un thorax vidé de l'appareil respiratoire : du haut en bas, l'ombre cardio-vasculaire est sans contact immédiat avec le squelette.

Pour s'en rendre compte, il suffit chez la plupart des sujets de pratiquer l'exploration radiologique dans une position intermédiaire à la position sagittale et à la position frontale. Encore, de toutes les positions obliques, deux sont-elles surtout favorables à cette démonstration : ce sont les positions oblique antérieure droite et oblique postérieure gauche.

Par position oblique antérieure droite, il faut entendre une orientation du sujet telle que le thorax soit irradié obliquement de gauche à droite et d'arrière en avant. La ligne bis-acromiale forme avec le plan du récepteur un angle de 40° à 60° dont l'ouverture regarde la gauche du malade, d'où la dénomination de position oblique.

L'ampoule est en arrière et à gauche, l'écran fluorescent à droite et en avant, d'où la dénomination de position antérieure.

L'épaule droite touche le récepteur, d'où la dénomination de position droite (on sait que c'est l'orientation du récepteur par rapport au sujet qui définit l'orientation radiologique).

En passant de la position frontale antérieure à l'oblique antérieure droite, la colonne vertébrale s'est portée vers la gauche, le cœur vers la droite de l'observateur, et il est apparu une bande transparente étendue du haut en bas du thorax entre le cœur et le vertex. Cette bande transparente est la projection du médiastin postérieur, on la nomme communément espace clair médian.

Si l'on imprime au malade un mouvement de rotation de 180° autour de son axe, on lui fait prendre la position oblique postérieure gauche. L'image reste essentiellement la même que précédemment, mais elle est symétrique et subit quelques modifications de détail qui la rendent moins favorable à l'exploration d'ensemble du médiastin.

Habituellement, dans les orientations oblique antérieure gauche, oblique postérieure droite, il n'y a que la partie rétro-aortique du médiastin qui paraisse transparente ; le cœur obscurcit le médiastin inférieur, de ce fait, inexplorable.

De la visibilité du médiastin inférieur en totalité dans les positions oblique antérieure droite, oblique postérieure gauche il faut conclure que la partie droite de la face postérieure du cœur est contenue dans un plan oblique de gauche à droite et d'arrière en avant et située à quelque distance des corps vertébraux. Cette conclusion s'impose logiquement bien qu'elle soit difficilement vérifiable sur les coupes, à cause des phénomènes cadavériques.

Dans le thorax tuberculeux, il est très rare que le médiastin postérieur soit transparent du haut en bas.

Tantôt des ganglions s'individualisent plus nettement au sein d'une zone diminuée de transparence, tantôt, à la transparence des sujets sains, se substitue une demi-opacité diffuse, témoignant de l'inflammation du tissu cellulaire. En règle générale, c'est en arrière de la base du cœur que se localisent ces obscurités.

Or, il est fréquemment arrivé que des dispositions anatomiques sans rapport avec aucune altération pathologique aient donné le change pour des adénopathies médiastines, ou tout au moins pour des réactions inflammatoires diffuses. De toutes ces modifications, les plus communes ont trait à la situation, à la forme et au volume du cœur.

Dans la majorité des cas, en position frontale antérieure, le bord droit du cœur avoisine le bord droit de la colonne vertébrale. Dans ces conditions, le plan de la face postérieure de l'ensemble cardio-vasculaire est oblique d'arrière en avant et de gauche à droite ; c'est, nous l'avons vu, la condition favorable à l'éclairage du médiastin postérieur en position oblique antérieure droite, oblique postérieure gauche.

Supposons un déplacement du cœur vers la droite : l'oreillette droite vient déborder le bord homonyme de la colonne vertébrale, l'angle du plan cardio-vasculaire postérieur avec la ligne bis-acromiale se referme. La masse cardiaque s'avance et vient par son bord postérieur droit éclipser la partie antérieure du faisceau qui tout à l'heure passait librement.

Plus est considérable le déplacement vers la droite, plus se rétrécit et disparaît l'espace clair médian.

En pratique, nous avons l'habitude de désigner la zone de projection du cœur vu de front par des expressions qui définissent la situation cardiaque.

Le cœur est *gauche* quand le bord droit n'est pas à droite de la colonne vertébrale.

Le bord droit déborde-t-il la colonne vertébrale de façon appréciable sans cependant que l'ombre du cœur soit tout à fait médiane ? le cœur est dit *péniméd ian*.

Le cœur est appelé *médian* quand il occupe sensiblement le milieu de la cage thoracique.

Enfin le cœur est *droit* quand la pointe affleure le bord gauche de la colonne vertébrale, tandis que la partie droite est fortement rejetée en dehors du côté homonyme.

Ces notions de *cœur gauche*, *cœur pénémédian*, *cœur médian*, *cœur droit* sont capitales en matière d'exploration médiastine.

Toutes choses égales d'ailleurs, l'espace clair médian se rétrécit quand on passe de l'examen d'un thorax à *cœur gauche* à celui d'un thorax à *cœur pénémédian*.

Quand le *cœur est médian*, en règle générale, l'oreillette gauche qui se projette en position oblique antérieure droite, oblique postérieure gauche, immédiatement au-dessous de la crosse aortique, confond son ombre avec celle de la colonne vertébrale. Cette confusion n'existe qu'à la partie moyenne du médiastin ; un observateur inaverti conclut à des adénopathies avec médiastinite.

Chez l'enfant dont le cœur est relativement volumineux, souvent médian, presque toujours *pénémédian*, les erreurs d'interprétation de cette nature sont d'une fréquence à laquelle il importe de mettre un terme. D'ailleurs, l'ombre de l'oreillette gauche est nettement limitée, elle est homogène, elle siège immédiatement au-dessous de l'origine de l'aorte ; ce n'est qu'exceptionnellement qu'une médiastinite affecte la même limitation et siège exactement au même endroit.

Un *cœur droit* est sensiblement symétrique d'un *cœur gauche :* avec un cœur droit, la position oblique antérieure droite correspond, au point de vue de la visibilité du médiastin postérieur, à la valeur de la position oblique antérieure gauche, quand le cœur est gauche. Donc, pas de médiastin postérieur éclairable de haut en bas, avec l'examen oblique antérieur droit ou son équivalent, l'oblique postérieur gauche. Par contre, toute la zone rétro-cardiaque est visible en orientation oblique antérieure gauche, oblique postérieure droite.

En résumé, la clarté du médiastin postérieur se rétrécit et disparaît quand le cœur se déplace de gauche à droite ; on la retrouve dans l'examen oblique antérieur gauche, quand le cœur est droit, par exemple dans certaines scléroses pulmonaires droites.

Evidemment la forme et le volume du cœur jouent un rôle important dans la largeur apparente de l'espace clair médian.

Les gros cœurs, les épanchements péricardiques s'opposent au libre passage du rayonnement dans le tissu cellulaire rétrocardiaque.

Normalement, en position oblique antérieure droit le médiastin postérieur n'est clair du haut en bas qu'avec les cœurs gauches ou pénémédians bien conformés et exempts de dilatations ou d'hypertrophies.

L'habitude de la mise en garde contre les causes d'erreur dont il vient d'être question est facteur de la précision des perceptions acquises à l'aide desquelles un radiologiste formé interprète de prime abord et rattache à leur objet même les jeux d'ombres des radiogrammes.

Avant d'interroger les positions obliques, il faut d'instinct examiner le cœur en position frontale pour fournir à l'esprit toutes les données à l'aide desquelles, consciemment ou non, il arrive à des hypothèses valables sur l'état du médiastin postérieur dans un thorax tuberculeux.

EXPRESSIONS DIAPHRAGMATIQUES DANS LES AFFECTIONS TUBERCULEUSES DE L'APPAREIL RESPIRATOIRE [1]

Le thorax, siège de prédilection de la tuberculose, est la région de l'organisme qui se prête le mieux à l'étude radiologique. Son architecture et sa mécanique expriment, par des déformations ou des modifications de cinématique, les changements d'élasticité imposés aux tissus par les évolutions morbides.

Le diaphragme est, incontestablement, l'une des parties les plus facilement visibles et les plus nettes du thorax. Il est capable d'apporter au diagnostic des appoints importants. Ces derniers sont le propre de l'exploration radiologique, car, le plus souvent, les autres modes d'investigation clinique sont impuissants à les fournir.

Déjà, Williams avait attiré l'attention sur les modifications du jeu diaphragmatique chez les tuberculeux au début : le signe de Williams (la diminution du mouvement respiratoire du diaphragme du côté malade) était présenté comme un signe de début de la tuberculose pulmonaire. Après avoir déterminé les causes des déformations diaphragmatiques pendant l'évolution de la tuberculose sur l'appareil respiratoire, nous verrons quelle est l'importance du signe de Williams.

Il faut, systématiquement, au cours de l'examen radioscopique des tuberculeux, explorer le diaphragme sous différentes incidences et suivant diverses orientations. On ne négligera point, en particulier, l'examen sagittal du thorax, que l'on pratique en plaçant le malade de profil après l'avoir prié de joindre les mains au-dessus de la tête, afin d'éliminer du champ d'exploration les ombres des membres supérieurs.

Les individus, dont la respiration est du type costal, se présentent

1. Extrait du *Bulletin de la Société d'études scientifiques sur la Tuberculose*. (N° 8. Séance de novembre 1912.)

avec un diaphragme peu mobile ou immobile. Il est aisé de changer le type respiratoire. Nous avons remarqué avec Paillard qu'au moment de la contraction diaphragmatique, le mouvement costdiaphragmatique est un mouvement différentiel; les côtes sont-elles immobilisées? le diaphragme entre en jeu; les déplacements diaphragmatiques sont-ils entravés? c'est par l'intermédiaire du squelette que se produit la dilatation du thorax. Si, par exemple, on couche un sujet sur le côté droit, cette attitude, qui gène l'expansion costale, provoque à droite d'importants déplacements phréniques; à gauche, où les côtes sont libres de se mouvoir, le diaphragme est immobile ou presque : c'est la cage thoracique qui subit des mouvements d'expansion et de retrait.

En pratique, quand le diaphragme d'un tuberculeux est immobile pendant les mouvements respiratoires, je sangle la poitrine aussi fortement que possible, ou même je me contente de presser les mains au-dessous des aisselles pour m'opposer au déplacement des côtes. Cette manœuvre provoque le jeu du diaphragme et permet l'inspection de ses mouvements.

Le diaphragme normal présente une courbure régulière : il s'abaisse à l'inspiration, il s'élève à l'expiration sans se déformer, sans se festonner; à l'inspiration, le sinus costo-diaphragmatique se creuse, et l'on voit la clarté pulmonaire remplir celui-ci comme un coin lumineux.

Chez les tuberculeux, le diaphragme est très rarement atteint primitivement, mais il subit presque toujours le contre-coup des atteintes.

Les types radioscopiques dans les affections pleurales sont trop connus pour qu'il soit besoin d'insister; les grands épanchements liquides obscurcissent la base, effacent l'ombre des côtes et du sinus costo-diaphragmatique; à droite, on passe sans transition du thorax dans l'abdomen, le diaphragme n'est plus visible; à gauche, la bulle d'air gastrique, très aplatie, témoigne des pressions qui s'exercent sur elle et fait constater l'immobilité de l'ombre phrénique. Les très petits épanchements n'effacent que le sinus costo-diaphragmatique; si la plèvre est peu touchée, au début de l'affection du moins, le diaphragme conserve une certaine mobilité; ces épanchements petits, récents, et sans grande réaction pleurale ne déterminent ni rétraction des côtes en dedans, ni propulsion au dehors; l'importance du mouvement respiratoire, au niveau du sinus, juge de l'état inflammatoire ; celui-ci est-il grand ? le sinus s'immobilise ; est-il nul ou à peu-près ? les mouvements diaphragmatiques sont conservés.

Les épanchements gazeux de la cavité pleurale prêtent au diaphragme des aspects fort intéressants ; quand le pneumothorax est sec, les symphyses de la base se révèlent sous forme de brides, tantôt larges, tantôt effilées, tendues du diaphragme au moignon pulmonaire. Quand le poumon est bien rétracté, le sinus costo-diaphragmatique est extrêmement clair ; sa profondeur et sa largeur dépendent de la pression intra-pleurale.

Le simple examen radioscopique du diaphragme renseigne sur la valeur de la pression gazeuse intra-thoracique. *Quand la pression est supérieure à la pression atmosphérique*, il apparaît un phénomène décrit sous le nom de phénomène paradoxal de Kienböeck, caractérisé par l'élévation inspiratoire de l'ombre phrénique du côté malade, et réciproquement par son abaissement expiratoire ; il y a une sorte de mouvement de balance entre le diaphragme droit et le diaphragme gauche. Quand la pression n'est que très peu supérieure à celle de l'atmosphère, le phénomène paradoxal s'ébauche seulement au début de l'inspiration. En pareil cas, il n'est pas rare de ne l'observer qu'au voisinage du centre phrénique.

Sans entrer dans l'interprétation du phénomène paradoxal, c'est un fait expérimental qu'il est subordonné à l'état de la pression intrapleurale. Nous attirons particulièrement l'attention sur ce point, qui, jusqu'à présent, n'avait pas été signalé.

Le sinus costo-diaphragmatique est plus large, plus profond, à mesure que la tension gazeuse gagne en valeur. Du côté du pneumothorax, le diaphragme est souvent abaissé et légèrement festonné au niveau des points où le retiennent ses insertions costales.

La coexistence d'un épanchement liquide et d'un épanchement gazeux ne modifie guère l'état précédemment décrit : pour peu que le liquide ne soit pas trop abondant et qu'on incline suffisamment le malade, le diaphragme reste visible comme dans un pneumothorax sec. Dans la station verticale, au contraire, le liquide occupe la base du thorax, il voile complètement l'ombre phrénique au-dessus de laquelle il s'élève plus ou moins. La limite entre le liquide et les gaz intrapleuraux est nette, horizontale dans l'immobilité, mobile et fluctuante dans les mouvements de succussion. C'est sur le niveau du liquide que l'on observe le phénomène paradoxal quand il existe. Ce dernier nécessite une pression d'autant moins forte que la quantité de liquide épanché est plus considérable : dans l'habitus vertical, la densité du liquide est assez grande pour exercer, sous l'influence de la pesanteur, des pressions dont le phénomène de Kienböeck est l'expression mécanique ; point n'est donc besoin, pour l'apparition du phénomène paradoxal, d'une tension gazeuse aussi élevée que dans le pneumothorax sec.

A ne considérer que l'aspect de la base, l'effacement du sinus costo-diaphragmatique, la transparence susphrénique dont la limite forme une concavité orientée en haut et en dedans, on pourrait confondre les symphyses pleurales de la base avec l'épanchement des pleurésies.

Un examen plus attentif montre que l'hémithorax atteint exprime les tractions centripètes exercées par la symphyse pleurale ; le diaphragme, quand il est visible, est tiré en haut, le médiastin déplacé ; il n'est pas rare dans les lésions droites de voir l'hémithorax gauche entièrement privé de l'ombre cardiaque ; les côtes sont très obliques, immobiles, en rapport avec un vertex scoliotique dont la concavité regarde le plus souvent la symphyse en cause.

Ici, l'examen de profil présente une importance capitale pour localiser les épaississements pleuraux en avant ou en arrière ; il n'est pas exceptionnel de trouver la partie antérieure du thorax très opaque, tandis que la partie postérieure reste transparente, et *vice versa*.

Les épanchements pleuraux, les exsudats des symphyses suppriment, au point de vue de l'hématose au moins, la partie des bases qui pénètre dans le sinus costo-diaphragmatique. Chez certains tuberculeux, au contraire, le poumon s'insinue impérieusement entre le diaphragme et les côtes, le sinus s'élargit comme dans le pneumothorax à pression élevée ; quoique habité par le poumon, il se projette avec une clarté plus intense que d'ordinaire, témoignant ainsi de l'abondance des gaz respiratoires auxquels il donne asile. Ce phénomène exprime de temps à autre les suppléances respiratoires des bases chez les individus dont le reste des champs pulmonaires est fonctionnellement diminué.

C'est l'emphysème qui donne au tableau le plus de caractère. Dans les formes de début, le sinus costo-diaphragmatique est plus clair, moins aigu, les espaces intercostaux voisins sont plus larges ; dans les formes avancées, le diaphragme descend obliquement du centre phrénique à l'extrémité du sinus, il est rectiligne et peu mobile ; dans des cas exceptionnels, le phénomène paradoxal de Kienböeck est ébauché.

Dans l'emphysème, le poumon manque de rétractilité ; il fait pression sur son contenant ; il s'insinue dans tous les sinus pleuraux, cherchant, pour ainsi dire, à faire hernie au dehors. De ce chef, à l'intérieur du thorax, s'exercent des forces centrifuges, très analogues à celles du pneumothorax à soupape ; l'aspect clinique du diaphragme est presque le même que dans les épanchements gazeux de la cavité pleurale.

Les lésions rétractiles du parenchyme pulmonaire ou des bronches établissent, au contraire, à l'intérieur de la cage thoracique des forces centripètes analogues à celles des symphyses pleurales. Au lieu de se dilater, l'hémithorax atteint se rétracte, le diaphragme se soulève, le sinus costo-diaphragmatique perd de la transparence et de la mobilité. Ainsi font les scléroses pulmonaires de la base et certaines oblitérations massives telles que les pneumonies caséeuses. Ces dernières sont moins rétractiles, mais plus opaques que les scléroses pulmonaires ; elles immobilisent davantage le diaphragme, elles respectent quelquefois le sinus costo-diaphragmatique qui reste à la base la seule région encore transparente.

A propos de lésions rétractiles, le point sur lequel nous voulons surtout attirer l'attention a trait à une déformation particulière du diaphragme qui, chez les tuberculeux, se rencontre d'une manière extrêmement fréquente et se voit sans altération importante de la transparence des bases. Dans l'immense majorité des cas, pour ne pas dire constamment, c'est à la *base droite* que le phénomène se produit. Il est d'autant plus net que la locomotion diaphragmatique se fait sur une plus large échelle, ce qui impose, pour le bien étudier, l'emploi de la compression costale chez les sujets dont la respiration est plus thoracique qu'abdominale.

Je décrirai d'abord les aspects, puis j'aborderai l'interprétation des faits observés.

Chez les tuberculeux, au début des lésions pulmonaires, de toutes les ombres bronchiques et péribronchiques, la plus visible est, en règle générale, celle de la bronche droite inférieure et de son ambiance. Exceptionnellement, quand les lésions sont peu avancées, elles cèdent le pas à la bronche gauche supérieure, plus exceptionnellement à la bronche gauche inférieure et, dans des cas infiniment rares, à la bronche droite supérieure ou droite moyenne.

En règle générale, quand on suit l'ombre médiane de haut en

bas, on aperçoit, à droite, des ombres hilaires plus intenses et plus étendues qu'à gauche. De l'extrémité inférieure de celles-ci se détache insensiblement un pinceau ou, plus exactement, un tronc chargé de rameaux dont les extrémités tendent à s'étaler sur la coupole diaphragmatique. Branches et rameaux cheminent quelquefois dans une zone dont la transparence est atténuée, surtout en contiguïté avec l'ombre médiane. A cette diminution de transparence et diminution d'excursion respiratoire, peut correspondre une certaine surélévation de la partie juxtamédiane droite du diaphragme. Quoi qu'il en soit, au commencement de l'inspiration, le diaphragme s'abaisse régulièrement, puis il se déforme peu à peu, il se festonne comme s'il était bridé en un, deux, ou trois points. Ces points, fixes en apparence, se dessinent sur le champ pulmonaire comme de petits cônes, tantôt mousses, tantôt pointus, entre lesquels se forment des plateaux ou des concavités regardant en haut. Or, le sommet du cône correspond à l'ombre d'un rameau bronchique, au plus important de la région ou à l'ensemble des petites branches qui atteignent la base du thorax en formant les arborisations les plus touffues. Habituellement, il y a un cône d'attraction vers le tiers interne, un autre au voisinage du sinus costo-diaphragmatique.

On observe sur certains sujets, après la formation des cônes, un changement du type respiratoire qui devient costal inférieur à la fin de l'inspiration. Si l'on se souvient de ce qui a été dit sur le mouvement différentiel du diaphragme et de la cage thoracique, on conçoit, qu'après un certain déplacement, le diaphragme soit retenu et qu'alors la mobilisation des côtes supplée à son insuffisance.

Ainsi se présente le phénomène de la déformation inspiratoire du diaphragme droit. Quand la bronche gauche, contrairement à la règle, est plus visible que la bronche droite inférieure, quand elle s'entoure de condensations et de taches, c'est à gauche que se produit le phénomène. Impossible de ne pas faire un rapprochement de cause à effet entre les condensations péribronchiques et la déformation inspiratoire du diaphragme.

Les ombres précédemment décrites s'expriment, à l'autopsie, par des condensations péribronchiques qui diminuent autour d'elles l'extensibilité du parenchyme pulmonaire ; ces dernières traversent, en somme, la base comme des cordelettes sans souplesse qui capitonnent le tissu pulmonaire. A leur extrémité, le poumon se distend péniblement à l'inspiration, la plèvre viscérale est pour ainsi dire retenue, et, comme la plèvre pariétale, hormis les cas d'épanchement gazeux ou liquide, est inséparable de la plèvre viscérale, la plèvre pariétale est également retenue ; c'est la plasticité du foie qui fait les frais des déformations inspiratoires.

Chez l'enfant, le *phénomène du feston* est moins visible, mais les condensations péribronchiques sont très nettes et semblent en corrélation avec une ou plusieurs taches appendues autour d'elles, comme le fruit à la branche ; ce sont les premières lésions de la tuberculose pulmonaire. Ces lésions ont retenti sur les bronches et leur ambiance, mais les condensations formées, ou n'atteignent pas le diaphragme, ou conservent encore assez de souplesse pour s'allonger sans grande résistance. Plus tard, après guérison des lésions initiales, les condensations péribronchiques et les déformations inspiratoires du diaphragme restent comme un témoignage de l'infection de la base droite.

Il ne faut pas croire cependant que les déformations inspiratoires ou non du diaphragme soient toujours produites par l'inextensibilité ou la rétraction bronchique. En dehors des lésions déjà énoncées et capables de prêter au diaphragme un aspect clinique particulier, il faut tenir compte de certaines circonstances anatomiques normales. Le pneumothorax sec laisse voir de temps à autre, quand le poumon s'est bien rétracté, une courbure diaphragmatique irrégulière: tantôt c'est un foie bosselé qui commande la forme de l'ombre, tantôt ce sont les insertions phréniques elles-mêmes qui sont en cause. Pour qu'on puisse parler de déformation d'origine bronchique, il faut, dans un thorax à peu près sain, que l'arbre parti du hile et dirigé vers le diaphragme, soit plus visible, plus empâté que les autres troncs bronchiques ; il faut que les extrémités des rameaux atteignent le diaphragme et que les sommets des cônes d'attraction coïncident avec une ombre bronchique.

Au début de cette communication, il a été question du signe de Williams. D'après cet auteur, on observe chez les tuberculeux au début une incursion diaphragmatique moindre du côté malade que du côté sain. Le signe de Williams ainsi entendu est sans valeur.

Aujourd'hui les déformations inspiratoires du diaphragme droit s'imposent à l'observation au cours de l'investigation clinique du thorax des tuberculeux. Les déformations inspiratoires témoignent d'infection ancienne, torpide ou même guérie, mais elles précèdent les manifestations cliniques de l'infection des sommets et, à ce titre, elles prennent rang parmi les symptômes habituellement considérés comme des signes de début de la tuberculose pulmonaire.

LES IMAGES CAVITAIRES
DANS LA TUBERCULOSE PULMONAIRE [1]

PAR

Ch. MANTOUX et G. MAINGOT

Ancien Interne des Hôpitaux de Paris
Médecin Aide-Major de 1re Classe

Chef du Laboratoire de Radiologie
de l'Hôpital Laënnec

Les images cavitaires du parenchyme pulmonaire affectent souvent des caractères si précis qu'elles s'imposent à première vue sur l'écran radioscopique.

Bouchard a décrit, depuis longtemps déjà, leur aspect le plus caractéristique, celui d'une plage arrondie se détachant en clair sur le champ pulmonaire, et limitée nettement par un étroit cercle sombre. Parfois la plage n'a pas l'aspect d'un disque parfaitement régulier ; elle prend une forme elliptique ou ovoïde lorsqu'il s'exerce sur la paroi de la caverne des tractions inégales ou des pressions mal équilibrées, comme cela s'observe, par exemple, dans les cas de sclérose pulmonaire.

Au moment de la toux, la périphérie de l'image se déforme, se plisse; l'aire circonscrite diminue d'étendue.

Quand les cavernes sont centrales, voisines du hile ou des grosses bronches, elles jouent au moment de la toux, de l'inspiration et de l'expiration, en suivant le mouvement de l'arbre broncho-vasculaire; toujours l'ensemble se déplace en sens inverse du mouvement costal.

Point n'est besoin d'insister sur le mécanisme de la formation des images cavitaires de cette apparence : le centre clair est la projection de la cavité elle-même ; le contour circulaire, foncé, qui borde le disque clair, correspond à la limite dense de la perte de substance.

Lorsque la caverne renferme en même temps de l'air et du liquide,

1. Extrait de la *Presse Médicale* (n° 11 du 7 mars 1918).

elle se présente — le malade étant examiné debout — avec un aspect très particulier :

A sa partie supérieure, elle est claire ; à sa partie inférieure, foncée ; entre les deux plages, la limite correspondant au niveau du liquide est parfaitement horizontale et conserve cette horizontalité quand le malade s'incline à droite ou à gauche. Si l'on imprime au thorax un mouvement de succussion, le liquide peut présenter un mouvement de flot : il est nécessaire pour que ce phénomène se produise, que la caverne soit de grandes dimensions, que la quantité de liquide soit suffisante, et qu'enfin le liquide soit bien fluide.

∴

Il s'en faut que toutes les cavernes tuberculeuses du poumon se décèlent, à l'examen radiologique, par l'image classique de Bouchard, dont nous venons de rappeler les caractères.

Dans un grand nombre de cas, au sein d'une forte densification pleuro-parenchymateuse, les cavités de petites dimensions, voire même les grandes, demeurent indécelables, même sur un cliché radiographique fouillé. Souvent l'examen stéthacoustique permet de les reconnaître ; mais bien souvent aussi elles échappent à tous nos procédés d'investigation clinique, et ne sont que des trouvailles d'autopsie.

Cependant, il existe, chez les malades porteurs de cavernes, des images radiologiques spéciales, différentes de l'image de Bouchard, non encore décrites, et qui, ainsi que nous nous proposons de le démontrer ici, sont extrêmement caractéristiques.

La constatation de ces images est délicate : leurs caractères ne s'imposent pas à l'œil de l'observateur comme ceux de la bulle de Bouchard, mais après les avoir vues et reconnues, on s'étonne de les rencontrer aussi fréquemment. Il est de ces apparences comme de beaucoup d'autres symptômes dont la valeur séméiologique est acquise au clinicien une fois qu'il sait les reconnaître.

Ces images se présentent de la façon suivante : sur une aire plus ou moins étendue, de tonalité générale foncée, on aperçoit des lignes sombres, dessinant une série de cercles incomplets, qui se coupent les uns les autres, et circonscrivent des espaces plus clairs. L'ensemble rappelle l'aspect d'un morceau de pierre meulière, ou mieux celle d'une tranche de mie de pain bien levé, avec ses alvéoles inégales et multiples ; aussi proposons-nous de désigner cette expression radiologique sous le nom *d'aspect en mie de pain.*

Au moment de la toux l' « aspect en mie de pain » est susceptible de se déplacer en bloc et de changer de configuration dans ses grandes lignes.

Souvent l'image est sensiblement différente. On dirait que tous les espaces clairs sont à peu près de mêmes dimensions : ils paraissent avoir moins d'un centimètre carré de surface ; fréquemment, les plus petits ont un contour polygonal, et sont régulièrement espacés. Il est rare qu'ils se groupent en très grand nombre. La distance entre les uns et les autres est habituellement faible. Ils se projettent sur un fond gris. On dirait avoir sous les yeux un fragment de radiateur d'automobile, en nid d'abeille : c'est l'*aspect en nid d'abeille.*

L'*aspect en nid d'abeille* s'observe surtout dans la moitié supérieure des champs pulmonaires. Cet aspect échappe souvent à l'examen radioscopique, quand il est finement tracé, comme c'est la règle dans les espaces sus-claviculaires, il n'est alors visible que sur les clichés.

Il est bien net, au contraire, sur l'écran fluorescent quand les alvéoles sont larges et contrastent par leur transparence avec l'opacité du fond. Ainsi en est-il, dans la majorité des cas, quand il s'agit de la zone comprise entre le hile et la clavicule.

Au moment de la toux, l'aspect en nid d'abeille change moins que l'image classique de Bouchard et que l'aspect en mie de pain.

Les aspects que nous venons de décrire : aspect en nid d'abeille, aspect en mie de pain, doivent être exactement caractérisés ; il ne faut pas les confondre avec d'autres aspects plus ou moins analogues.

Telle est l'*apparence réticulée* de certains champs pulmonaires dans lesquels les ombres broncho-vasculaires se voient jusqu'aux limites extrêmes de la cavité thoracique. Dans cet aspect réticulé, il y a plus de régularité, plus de diffusion et moins de diminution de transparence que dans l'aspect en mie de pain.

Le *champ pulmonaire pommelé* de Béchère, champ parsemé de taches larges et denses, présente des aires transparentes séparant les taches les unes des autres. Ces aires transparentes diffèrent de l'aspect en mie de pain en ce que leur surface est plus claire et n'a pas un contour aussi précis et aussi régulièrement arrondi.

L'aspect en mie de pain existe quelquefois au voisinage de la région hilaire. Mais il faut se rappeler que les *ombres hilaires* sont d'un polymorphisme extrêmement grand, et que la traversée d'une zone de tissu lymphatique densifié par des ombres broncho-vasculaires de fort calibre risque de ressembler, d'assez loin, à un aspect en mie de pain. L'erreur est évitable si l'on compare entre eux les hiles droit et gauche et si l'on analyse, dans l'image, ce qui revient aux foyers d'ombres en forme d'amande et à limites bien nettes des adénopathies, ainsi qu'aux densifications péri-broncho-vasculaires.

L'aspect en nid d'abeille a, lui aussi, ses faux-semblants. Au-dessus de la clavicule, entre l'arc antérieur de la première côte et les articulations costo-transversaires, il est extrêmement fréquent de voir, sur une radiographie de précision, des sommets, des marbrures plus ou moins larges qui s'anastomosent quelquefois les unes avec les autres : il s'agit vraisemblablement d'ombres broncho-vasculaires, et l'aspect observé n'est pas l'aspect en nid d'abeille. Il lui manque, pour ressembler à l'image que nous avons décrite, de se projeter sur une plage foncée et d'être formé par des alvéoles bien nettes.

Entre le hile et les clavicules, quand il y a des densifications autour des grosses bronches, on voit aussi de faux aspects en nid d'abeille : l'analyse des éléments composant l'image montre que la pseudo-paroi alvéolaire est formée par des ombres allongées, de forme elliptique, correspondant à la coupe optique des grosses bronches.

***

Quelle est la signification des aspects que nous venons de décrire : aspect en mie de pain, aspect en nid d'abeille ? Répondent-ils vraiment à l'existence de pertes de substance ? C'est ce que nous avons cherché à établir en étudiant, d'une part, 350 cas de tuberculose pulmonaire ouverte avec bacilles dans les crachats, d'autre part, 250 cas où il s'agissait soit de tuberculose fermée, soit de sujets atteints d'affections pulmonaires subaiguës ou chroniques suspects de tuberculose.

Chez nos 350 tuberculeux ouverts nous avons noté :

197 fois l'image de Bouchard avec ou sans aspect en mie de pain ou nid d'abeille concomitants.

53 fois l'aspect en mie de pain ou l'aspect en nid d'abeille *sans image de Bouchard*. L'aspect en mie de pain paraît plus fréquent que l'aspect en nid d'abeille.

Chez aucun de nos 250 tuberculeux fermés ou sujets suspects, nous n'avons, par contre, observé un seul cas d'aspect en mie de pain ou d'aspect en nid d'abeille, non plus d'ailleurs que d'image de Bouchard : nous les avons observés chez les seuls tuberculeux ouverts, c'est-à-dire chez des sujets présentant de la désintégration de leur parenchyme pulmonaire avec élimination de tissu caséifié, avec, par conséquent, des pertes de substance grandes ou petites.

L'examen stéthacoustique, pratiqué chez nos 53 tuberculeux ouverts présentant ces seuls aspects radiologiques, à l'exclusion de l'image de Bouchard, nous a révélé, dans 40 cas, soit dans 4 cas sur 5, des *signes cavitaires* caractéristiques : souffle à timbre creux, retentissement cassant de la toux, gros craquements humides.

Il nous a enfin été donné de faire quelques *autopsies*. Le petit nombre de celles-ci tient à ce que ces recherches ont été poursuivies dans un service de triage, où la plupart des sujets ne séjournent pas, et où les décès sont par conséquent peu fréquents. Nous nous sommes, en outre, astreints à ne faire état que des malades examinés aux rayons peu de temps avant leur mort, afin que les lésions n'aient pas eu le temps de se transformer entre l'examen radiologique et l'examen anatomo-pathologique. Six sujets répondaient à ces conditions (1).

L'autopsie a été faite suivant une technique spéciale : nous avons débité les poumons avec le couteau à cerveau, en grandes tranches minces, d'un centimètre au maximum d'épaisseur, parallèles au plan frontal. Aucune perte de substance ne peut ainsi échapper à l'examen ; en outre, l'orientation frontale des tranches de poumons répond à leur projection sur la plaque radiographique, et permet d'en contrôler exactement les images.

En opérant ainsi, nous avons trouvé, des pertes de substance chez tous nos sujets, aux points précis où le cliché radiographique décelait de la « mie de pain » ou du « nid d'abeille ».

Certaines pertes de substance étaient minuscules ; aucune n'était très vaste, mais plusieurs atteignaient les dimensions d'un gros noyau de pêche.

Elles étaient habituellement multiples et situées sur des plans différents : les unes plus près de la paroi thoracique antérieure, les autres plus rapprochées de la postérieure ; on concevait très bien comment leurs contours, projetés sur le cliché par un même faisceau de rayons X, se superposant et se chevauchant les uns les autres,

1. Nous devons deux autopsies à l'obligeance de notre ami le professeur agrégé Lereboullet que nous tenons à remercier ici.

avaient donné cette imbrication de lignes courbes caractéristiques de la mie de pain, ou les lacunes juxtaposées du nid d'abeille. Dans un cas, un bel aspect en nid d'abeille correspondait à une caverne unique, mais cloisonnée par de multiples travées fibreuses, qui dessinaient les cloisons mêmes du nid d'abeille.

Voici, à titre d'exemple, le protocole d'autopsie et l'examen radiologique de deux de nos sujets.

D..., salle Chomel, n° 22.

Examen radiologique.	*Examen nécropsique.*
Poumon droit.	
Au sommet, dans l'espace sus-claviculaire, grande caverne. Au-dessous de la clavicule, surtout vers la partie externe, aspect en mie de pain.	Grande caverne occupant l'apex. Au-dessous et en dehors très nombreuses cavernes, allant de la grosseur d'un pois à celle d'un haricot.
Poumon gauche.	
Au-dessus de la clavicule, aspect cavitaire. Au-dessous, aspect en mie de pain, puis, plus bas encore, au niveau des 2e et 3e espaces intercostaux vers la région externe, aspect en nid d'abeille.	Au niveau de l'apex, caverne du diamètre d'une pièce de 5 francs. Au-dessous, les deux tiers externes du lobe supérieur sont semés de cavernes allant du volume d'un gros pois à celui d'un noyau de pêche.

M..., salle Grisolle, n° 13.

Examen radiologique.	*Examen nécropsique.*
Poumon droit.	
Nid d'abeille au-dessus de la clavicule, entre l'arc antérieur de la 1re côte et la colonne vertébrale. Nid d'abeille au-dessous de la clavicule vers la partie externe du champ pulmonaire. Des taches diffuses dans le reste du poumon dessinent par place quelques alvéoles en nid d'abeille.	Infiltration de tubercules crus et caséifiés dans le lobe supérieur et surtout à la partie supérieure du lobe. Nombreuses petites cavernes, ne dépassant pas le volume d'un haricot et étagées sur divers plans.
Poumon gauche.	
Le tiers supérieur est occupé par une vaste zone claire qui semble être spelonquaire, bien que son contour ne soit pas net en dehors. A la partie inférieure de cette caverne, fin aspect en nid d'abeille. La partie moyenne de l'hémithorax présente un aspect en nid d'abeille, à larges mailles.	Au sommet, caverne du volume d'une petite mandarine. Au-dessous, étagées sur divers plans et occupant les trois cinquièmes moyens de la hauteur du poumon, cavernes de la grosseur d'un pois à celle d'un haricot, creusées au sein d'un parenchyme infiltré de tubercules et coupé de cloisons fibreuses. Les pertes de substance sont surtout confluentes au-dessous de la base de la grande caverne.

∴

La présence exclusive des aspects en mie de pain et en nid d'abeille chez les tuberculeux ouverts, au cours d'une série de 600 cas, leur correspondance chez les 4/5 de nos malades avec les signes stéthacoustiques, enfin le contrôle nécropsique, concordent donc et montrent que ces aspects spéciaux sont liés à des pertes de substance dans le parenchyme pulmonaire.

Leur valeur diagnostique n'est pas moindre que celle de l'image classique de la « bulle » de Bouchard. Mais on sait que celle-ci, si caractéristique des cavernes tuberculeuses, se rencontre dans d'autres affections : les kystes hydatiques, après évacuation de leur contenu, les abcès pulmonaires ou ganglionnaires ouverts dans les bronches, les dilatations bronchiques, certains pneumothorax partiels se peignent sur l'écran par une bulle claire, entourée d'un cercle sombre. De même, on peut imaginer soit des combinaisons de sclérose pulmonaire et de dilatations bronchiques, soit des géodes gangreneuses, susceptibles de donner des images en mie de pain ou en nid d'abeille. Nous n'entendons nullement que ces aspects soient pathognomoniques des ulcérations bacillaires. Ici, comme toujours, l'examen radiologique s'associera aux autres procédés d'investigation clinique. Mais nous pouvons, dès maintenant, affirmer que ceux-ci démontreront, dans l'immense majorité des cas, l'existence des cavernes tuberculeuses.

Conclusions.

A côté de l'image classique de Bouchard, on peut décrire deux autres aspects radiologiques des cavernes pulmonaires :

L'aspect *en mie de pain ;* l'aspect *en nid d'abeille.*

L'aspect en mie de pain et l'aspect en nid d'abeille sont beaucoup moins fréquents à l'état isolé que l'image de Bouchard : celle-ci se rencontre chez plus de la moitié des tuberculeux ouverts : la « mie de pain » et le « nid d'abeille », qui coïncident souvent avec la « bulle », se rencontrent sans elle, ainsi qu'il résulte de l'analyse de 350 cas, chez 1/7 des tuberculeux ouverts. La « mie de pain » est plus fréquente que le « nid d'abeille ».

L'aspect en mie de pain et l'aspect en nid d'abeille n'ont pas été rencontrés une seule fois chez 250 tuberculeux fermés, ou sujets suspects de tuberculose.

Les signes stéthacoustiques confirment, dans les 4/5 des cas, l'existence des cavernes que décèle l'aspect en mie de pain ou en nid d'abeille.

Les examens anatomo-pathologiques ont constamment permis de trouver des cavernes de petites ou de moyennes dimensions dans les régions du poumon où l'écran avait révélé ces aspects spéciaux.

Sans affirmer que l'aspect en mie de pain et l'aspect en nid d'abeille sont pathognomoniques des cavernes pulmonaires tuberculeuses, on peut poser comme acquis que ces expressions radiologiques constituent un symptôme hautement caractéristique, à l'égal de la bulle classique de Bouchard.

ASPECTS RADIOLOGIQUES
DES SOMMETS DANS LA TUBERCULOSE PULMONAIRE [1]

Valeur des Signes radiologiques.

L'exploration radiologique fait partie de l'examen clinique d'un tuberculeux. Que donne le radiodiagnostic en matière de tuberculose pulmonaire ? Que vaut la méthode ? Peu d'esprits se rendent exactement compte du caractère et de la nature des renseignements obtenus sur l'écran radioscopique ou sur le cliché radiographique ; par suite, beaucoup de médecins méprisent une méthode de premier ordre, ou, au contraire, prêtent aux signes radiologiques une signification qu'ils n'ont pas. Cette dernière erreur oriente nécessairement l'opinion vers la première : il est temps d'apporter des précisions.

En ne considérant aujourd'hui que le problème des lésions apexiennes, nous tâcherons de répondre à deux questions :

1° Quels sont les signes radiologiques de la tuberculose des sommets ?

2° Quelle est la valeur séméiologique des signes radiologiques ?

Les deux modes d'investigation radiologique, la radioscopie et la radiographie, fournissent des renseignements communs et des données propres : les deux méthodes se complètent. La radioscopie étudie les manifestations de la vie dans le temps et dans l'espace. Le cliché n'est, au contraire, qu'une image morte. Mais, pour l'étude des fins détails, l'écran fluorescent cède le pas à la phototypie. L'œil humain ne lit pas les détails sur l'écran radioscopique : le cliché est à l'écran ce que l'examen direct du ciel étoilé est à l'étude photographique du firmament.

Nous allons envisager successivement la question de l'étude radioscopique et de l'exploration radiographique des sommets. Les deux premiers paragraphes comprennent chacun un mot de technique, une description de l'état normal et l'exposé rapide des ombres observées. La discussion de la valeur interprétative des images fait

1. Extrait de la *Revue Générale de Clinique et de Thérapeutique* (Journal des Praticiens), 1er juin 1918.

l'objet d'un troisième paragraphe qui envisage à la fois les signes radioscopiques et radiographiques.

Etude radioscopique des sommets.

Technique. — Avant l'examen radiologique, inspectez les espaces sus-claviculaires et le cou pour reconnaître les goitres, les adénopathies, les néoplasmes développés à la partie supérieure du thorax et à la base du cou : toutes ces lésions et toutes celles qui déforment la région à explorer, les anomalies musculaires, les torticolis par exemple, créent au dehors du poumon et de la plèvre, des modifications de l'image radiologique du sommet. Qui n'a point pris la précaution de reconnaître ces différents états s'expose à de grossières erreurs.

Pour opérer vite et bien, il faut examiner le malade debout. Le châssis Béclère se prête merveilleusement aux conditions à remplir : la mobilité de l'ampoule, de l'écran, la forme lozangique du diaphragme répondent à tous les besoins.

Le sujet laisse tomber les épaules, tient la tête haute, regarde droit devant lui. Si les épaules sont relevées, la clavicule masque les premiers espaces intercostaux ; si le sujet tourne la tête, la trachée est déviée : la symétrie de l'image des deux sommets est compromise, l'examen risque d'être faussé. Ces recommandations s'appliquent à l'examen frontal et à l'examen dorsal qu'il faut pratiquer successivement.

Sur le châssis Béclère et les appareils concurrents, le jeu si facile de l'ampoule dans le plan vertical enlève toute excuse à l'observateur qui s'en tient à des incidences peu variées. Après avoir regardé simultanément les deux sommets, faites l'examen alternatif de l'un et de l'autre à la faveur d'une irradiation finement localisée à droite et à gauche. Voyez avec méthode les ensembles d'abord : la forme, le jeu respiratoire, la transparence générale, puis attachez-vous à la description fouillée des ombres. Ne manquez jamais de faire tousser le malade derrière l'écran. La toux provoquée constitue un moyen de localisation.

Au moment de la toux, les foyers d'ombres intra-pulmonaires se déplacent plus ou moins *et leur mouvement se produit toujours en sens inverse de celui des côtes.* Cette notion permet de localiser immédiatement un foyer d'ombres dans la paroi thoracique ou dans le parenchyme pulmonaire.

L'amplitude du déplacement de l'ombre au moment de la toux dépend, en partie, de la situation de l'objet. Les objets voisins des insertions costo-transversaires et du segment dorsal des côtes sont ceux qui bougent le moins.

La recherche systématique du phénomène de l'illumination subite des sommets au moment de la toux est une étude de cinématique thoracique encore plus importante que les précédentes.

Au moment de la toux, chez l'individu sain, la transparence du sommet augmente brusquement sur toute l'étendue des espaces sus-claviculaires : c'est le phénomène de l'illumination subite des sommets au moment de la toux sur lequel Rist a si heureusement insisté. L'augmentation de transparence est uniforme sur tout l'apex. Si l'illumination provoque l'apparition de taches, le sommet n'est pas normal.

Les choses se passent comme s'il y avait une diminution instantanée de la densité pulmonaire aux apex. De fait, c'est d'une diminution subite de la densité du poumon que découle l'illumination instantanée : au moment de la toux, lorsque le diaphragme comprime brusquement la base du poumon, l'air chassé des bases s'échappe, en partie, par la trachée et s'engouffre, en partie, dans les bronches supérieures. L'onde de compression gazeuse propagée dans les bronches supérieures atteint les alvéoles apexiennes, aplatit les capillaires et exprime le sang des sommets. Ceux-ci, vidés comme une éponge, diminuent de densité et augmentent de transparence pendant le court instant de la surpression gazeuse. Le phénomène est subordonné à l'élasticité et à la perméabilité des sommets, il nécessite évidemment une action diaphragmatique brusque et puissante, donc l'absence de phénomène chez les gens qui toussent faiblement n'implique pas l'idée d'une imperméabilité apexienne ou d'une infiltration tuberculeuse du parenchyme pulmonaire.

Le maximum d'effet du phénomène de l'illumination subite au moment de la toux est quelquefois d'une fraction de seconde consécutif à l'effort expiratoire de la toux. L'onde de compression gazeuse ne se propage pas instantanément jusqu'aux alvéoles des sommets, mais le temps de propagation ne nous semble pas expliquer à lui seul le temps perdu constaté. Le retard, nous l'avons maintes fois remarqué, s'observe chez les sujets dont la toux est immédiatement suivie d'une inspiration rapide et profonde. Celle-ci, pensons-nous, fait un puissant appel d'air au milieu et aux bases du poumon. Le sang, sollicité par cette dépression, est aspiré vers les gros vaisseaux centraux dans les cavités cardiaques et, en particulier, dans les oreillettes.

L'aspiration sanguine vers le centre anémie les sommets qui, de ce fait, augmentent de transparence : expression du sang des capillaires apexiens par la compression gazeuse dans les sommets au moment de la toux, anémie des sommets par l'aspiration du sang vers le centre à l'inspiration brusque qui suit la toux, voilà les causes principales du phénomène de l'illumination subite.

La coexistence ou non des deux causes et leur *décalage* variable expliquent les faibles variations du moment de production du phénomène.

Image radioscopique des sommets normaux.

De face, les espaces sus-claviculaires ne se voient bien que dans les incidences basses. En d'autres termes, de face, pour découvrir largement les espaces sus-claviculaires éclairez le bas de la poitrine et ouvrez largement le diaphragme. Chez certains sujets à clavicules hautes cette façon de faire est de rigueur.

De dos, les espaces sus-claviculaires s'élargissent et se découvrent au fur et à mesure que l'ampoule s'élève et monte au-dessus de la tête.

Quels que soient l'orientation et les moyens mis en œuvre, les ombres de la première et de la deuxième côte se superposent partiellement ; le premier espace intercostal est virtuel sur l'écran. Les deuxième et troisième, les troisième et quatrième côtes laissent, au contraire, entre elles des espaces assez larges que l'arc antérieur de la première côte divise en deux parties inégales : la partie interne est la moins large, elle s'étend entre l'arc antérieur de la première côte et la limite externe de l'hémithorax ; la partie interne comprend toute la zone située entre la colonne vertébrale et l'arc antérieur de la première côte. Au voisinage immédiat de la colonne vertébrale, les articulations costo-transversaires s'expriment par des images faciles à reconnaître et à distinguer des taches pathologiques.

En cela, faisant antithèse à certains sommets tuberculeux, les sommets normaux ont généralement une architecture symétrique par rapport au plan médian : l'obliquité costale ne diffère pas à droite et à gauche, les espaces intercostaux ont la même forme et la même largeur des deux côtés.

Sur l'ombre de la colonne vertébrale, l'observateur averti reconnaît l'image de la trachée : ruban clair à bords flous, la trachée se rapproche plus du bord gauche que du bord droit du vertex, quelquefois même elle déborde un peu la limite gauche de l'ombre vertébrale.

Les scalènes et le sterno-cléïdo-mastoïdien couvrent le quart ou le tiers interne des espaces sus-claviculaires ; indissociables de l'ambiance chez les sujets musclés, chez les personnes maigres leur image ressemble à des rideaux jetés sur la partie interne des sommets. Le bord est net, il se déplace et se déforme quand le sujet tourne la tête, étend et fléchit la nuque.

Les espaces sus-claviculaires normaux ont une transparence telle que les côtes et les espaces intercostaux se différencient nettement les uns des autres. Cette apparence est *uniforme* : précisons, il n'y a ni taches, ni marbrures décelables dans les espaces intercostaux.

Expressions radioscopiques des sommets dans la tuberculose pulmonaire.

La tuberculose des sommets peut s'exprimer à l'écran radioscopique par des modifications de la *forme*, du *mouvement* et de la *transparence* des sommets. On omet trop souvent l'examen de la forme ou statique thoracique. Même, lorsqu'il est simplement question de l'examen du sommet, comme dans cet article, il faut attirer l'attention sur l'importance de la statique et de la cinématique thoraciques.

La cinématique, au point de vue apexien, acquiert le maximum d'intérêt quand il s'agit de la recherche du phénomène de l'illumination subite au moment de la toux. D'ailleurs, en cette occurrence le signe de cinématique est inséparable de la recherche d'un jeu de transparence.

Point n'est besoin de définir la transparence : celle-ci exprime l'absorption des rayons de Rœntgen par les parties juxtaposées. Elle est fonction du poids et du nombre des atomes traversés. Quand les lésions tuberculeuses aboutissent à l'infiltration calcaire, la présence d'une forte proportion de calcium dans les parties molles se traduit par des opacités égales ou supérieures à celles des os.

Hormis le cas des corps étrangers exogènes qui ne nous intéresse pas et des calcifications, la transparence des sommets dépend beaucoup plus du nombre que de la nature des éléments chimiques traversés ; elle est fonction de la densité et de l'épaisseur des tissus. Si la densité diminue (cavernes, emphysème), la transparence augmente. Inversement, les infiltrations tuberculeuses substituent des tissus denses aux minces logettes gorgées d'air du parenchyme normal : elles sont opaques par rapport au poumon sain.

Modifications de la transparence aux rayons X, signes de percussion et signes d'auscultation pour la plupart, reconnaissent en somme les mêmes raisons d'être et expriment l'état physique des parties explorées ; mais si les principes sont communs, l'image radiologique diffère du schéma de percussion par des finesses de localisation et une richesse d'expressions absolument propres.

Viciation de la statique thoracique dans la tuberculose des sommets.

Ni le squelette du thorax, ni les parties molles qu'il protège, ne forment un ensemble fixe et indéformable. A l'intérieur du thorax, le médiastin se tient en équilibre entre les deux poumons. Toute modification des pressions et des tractions qui le maintiennent en situation normale entraîne des déplacements caractéristiques. Aux sommets, c'est l'examen de la trachée et de la partie supérieure de l'aorte qui révèle les anomalies de statique intrathoracique.

Les différentes pièces du squelette thoracique ne sont pas fixes non plus ; elles prennent des positions d'équilibre qui dépendent des actions exercées sur elles : l'équilibre du thorax est un équilibre dynamique. Le tonus musculaire et la résistance des parties molles extra et surtout intrathoraciques constituent les éléments de l'équilibre.

Quatre facteurs principaux : le type architectural, le tonus musculaire, les lésions squelettiques et les lésions intrathoraciques régissent la forme des sommets.

Le type architectural entre d'abord en ligne de compte : il y a des sujets à thorax étroit, à buste long, à côtes très obliques ; d'autres ont le thorax court, large, arrondi à l'extrémité supérieure ; ces dispositions normales ne rompent pas la symétrie des images par rapport au plan médian antéro-postérieur.

Puissant et de même valeur à droite et à gauche le tonus musculaire crée des thorax à clavicules haut situées et à cavitées larges ; faible, il aboutit aux ptoses avec fermeture de l'angle costo-vertébral et diminution du diamètre transversal et antéro-postérieur de la poitrine ; de valeur différente à droite et à gauche, il engendre des asymétries : ainsi en est-il pour certains sujets dont la profession ou les habitudes sportives exercent inégalement les deux côtés du corps, pour certains malades dont les lésions s'accompagnent de fonte musculaire monolatérale.

Les lésions squelettiques (scolioses, maux de Pott) déforment souvent le squelette thoracique : il est de règle que les côtes inscrites dans la concavité d'une scoliose soient très obliques et limitent des espaces intercostaux très fermés. Inversement, les côtes implantées sur la convexité de la scoliose ouvrent de larges espaces intercostaux et prennent une direction générale voisine de l'horizontale.

Beaucoup d'états pathologiques retentissent sur l'élasticité du contenu thoracique ; c'est le point particulièrement intéressant de l'étude de la statique thoracique des tuberculeux. Dans l'emphysème, par exemple, le poumon se dilate et l'expiration s'effectue laborieusement. Aux bases, les diaphragmes s'abaissent, les sinus costo-diaphragmatiques s'élargissent, dans le médiastin posterieur les récessus pleuraux augmentent de dimensions, à l'écran l'espace clair médian paraît très large. Quand l'emphysème atteint les sommets, l'angle des côtes sur l'horizontale diminue, les espaces intercostaux s'élargissent. Les déformations sont symétriques et bilatérales ou asymétriques et monolatérales si l'emphysème n'atteint qu'un côté du thorax.

La tuberculose pulmonaire, par elle-même, crée des déformations thoraciques plus immédiates pour lesquelles point n'est besoin d'un intermédiaire comme l'emphysème. Les scléroses, les pleurites font des rétractions qui ne s'expriment quelquefois que par la perturbation de l'équilibre normal du thorax.

L'inspection directe qui précède la palpation, la percussion et l'auscultation du malade constituent, en dehors de l'examen radiologique un moyen de dépister les anomalies de statique thoracique. L'examen radiologique a l'avantage de confirmer et de compléter les impressions déjà obtenues, de donner des suggestions nouvelles ou de combler les lacunes d'un examen préalable insuffisant. Il fouille l'intérieur même du thorax et révèle les déplacements du médiastin. Un radiologiste expérimenté a vite fait de se rendre compte si la statique costale est anormale, si la trachée et la partie supérieure de l'aorte n'ont été déviées ni à droite ni à gauche, si les modifications de forme relèvent d'une anomalie extrinsèque aux poumons et plèvres ou comptent, au contraire, parmi les signes de la tuberculose du malade.

Viciation de la cinématique thoracique dans la tuberculose des sommets.

La mobilité de la cage thoracique, la plasticité des tissus de l'appareil circulatoire et respiratoire sont des nécessités d'ordre physiologique. La respiration comporte un acte mécanique qui, dans l'étude de la cinématique thoracique, occupe la première place.

Aux sommets, les mouvements respiratoires ont une importance beaucoup moindre qu'aux bases. Chez l'homme, en particulier, la respiration prend généralement le type diaphragmatique ; chez la femme elle est quelquefois costale supérieure ; c'est un avantage pour l'étude des sommets dont l'exploration s'enrichit d'une étude de cinématique.

Tout l'exposé des anomalies de statique thoracique inhérentes aux lésions parenchymateuses des sommets justifie des anomalies de cinématique. Les distensions emphysémateuses gênent la fermeture expiratoire du thorax, et inversement les lésions scléreuses rétractiles gênent l'ouverture respiratoire : dans les deux cas il y a immobilisation partielle ou totale. Toutes les lésions denses et étendues entravent les mouvements costaux : tout ce qui gêne la circulation de l'air alvéolaire freine la cinématique respiratoire. Une rétraction costale accompagnée d'une immobilisation monolatérale du thorax pendant la révolution respiratoire est un signe de grande valeur.

Nous avons déjà parlé de la localisation des foyers d'ombres grâce au jeu des images au moment de la toux. Il est inutile de revenir sur cette application de la cinématique thoracique. Inutile aussi d'insister sur la suppression totale du phénomène de l'illumination subite au moment de la toux qui la plupart du temps exprime une diminution apexienne d'élasticité et de perméabilité à l'air.

Par contre, nous voudrions fixer l'attention sur l'aspect particulier de certains sommets au mouvement de la toux.

Chez les tuberculeux à sommets discrètement touchés, l'image radioscopique serait très souvent muette si l'on ne savait pas dépister les signes dont nous allons parler. Les médecins fréquentant le Laboratoire de Radiologie de l'Hôpital Laënnec sont habitués à reconnaître les signes en question qui donnent aux sommets un aspect particulier, habituellement désigné dans notre Laboratoire par le terme *d'aspect granité et d'aspect nuageux*.

La description est aisée, le contrôle du fait nécessite beaucoup d'attention et un peu d'entraînement. Les aspects granité et nuageux ont une durée très éphémère bien inférieure à une seconde : il s'agit, par surcroît, de détails légers qui ne s'imposent pas à l'observation. Brefs et légers, ces signes radiologiques passent très facilement inaperçus : il en est de la perception de ces signes comme de l'audition des râles fins que seules les oreilles averties peuvent entendre.

Aspect granité, aspect nuageux des sommets au moment de la toux.

Rarement au moment de la toux, plus souvent une fraction de seconde après la toux, pendant la grande reprise inspiratoire, mais toujours en synchronisme avec le phénomène de l'illumination subite apparaissent sur certains sommets des taches estompées légères, fixes ou mobiles qui naissent et disparaissent avec le phénomème de l'illumination subite. Les 3e et 4e espaces intercostaux sont, entre l'arc antérieur de la première côte et la colonne vertébrale, le siège d'élection de ces taches toujours légères et d'une surface variant de deux à trois millimètres carrés à la grandeur de l'empreinte digitale. Les petites taches confluentes donnent au sommet du poumon l'apparence d'un morceau de granit d'où l'expression *aspect granité*. Les plus volumineuses ressemblent aux néphélions des ophtalmologistes ou plutôt à une apparition de cirrus dans un ciel limpide, d'où l'expression *aspect nuageux* des sommets.

Les taches qui donnent aux sommets l'aspect nuageux et l'aspect granité ont parfois des bords si peu précis qu'on les distingue mal et que l'aspect granité ne répond plus aux caractères typiques : au lieu de prendre nettement l'aspect granité, le sommet s'illumine mal, *les espaces intercostaux perdent leur teinte uniforme*, l'augmentation de transparence n'est pas régulièrement répartie sur toute la surface de l'apex. Que l'aspect granité soit typique ou qu'il y ait seulement des irrégularités de luminosité, les images radioscopiques ont la même valeur et peuvent être confondues sous la même dénomination d'aspect granité ou nuageux des sommets au moment de la toux.

La valeur diagnostique de ces apparences fait l'objet d'un paragraphe particulier. Pénétrons ici dans l'intimité du phénomène.

Certains ilots d'infiltrations parenchymateuses ont une densité trop peu différente de l'ambiance pour projeter une image distincte sur l'écran radioscopique. Au moment de la toux, ces ilots inélastiques et peu perméables à l'air ne subissent pas l'hypohémie des parties voisines restées sombres pendant le changement de transparence de l'ambiance ; ils se révèlent aux observateurs en constrastant sur le fond plus clair des premiers espaces intercostaux. Beaucoup de ces taches occupent, au sein du poumon, des situations telles qu'elles jouent au moment de la toux et se déplacent en sens inverse des ombres costales.

Transparence.

1° *Diminution uniforme de la transparence.*

L'étude de la statique et de la cinématique est quelquefois négligée pendant l'examen du sommet, celle de la transparence ne l'est jamais. Pour beaucoup, la question du radiodiagnostic de la tuberculose pulmonaire se réduit à tort à la recherche d'opacités, de voiles parenchymateux et pleuraux et d'images cavitaires à contour circulaire et à centre clair. Certes, les défauts de transparence du poumon sont des signes de premier plan ; considérés isolément ils perdent toutefois une partie de leur valeur diagnostique ; dans tous les cas, ils ne méritent l'attention que s'ils sont indiscutables.

De toutes les expressions floues, imprécises qui témoignent de l'incertitude de l'observateur, celle de sommets recouverts d'un voile *léger et bilatéral* est la première à dénoncer. Les diminutions de transparence *légères et bilatérales* sont, presque toujours, un signe sans valeur. Comment définir et apprécier la transparence normale d'un sommet ? Les sommets normaux sont-ils aussi clairs que les parties sous-jacentes ? Peut-on tabler sur la comparaison des espaces sus et sous-claviculaires pour juger des faibles altérations de la transparence apexienne ? Non.

Les muscles de la fosse sus-épineuse, souvent plus développés que ceux de la fosse sous-épineuse, donnent à la partie toute supérieure du thorax une opacité variable, qui n'a pas son pendant dans la fosse sous-épineuse. Il en est de l'opacité apexienne comme des rétractions costales : un très grand nombre de causes extrinsèques aux poumons projettent des voiles apexiens indépendants de toute infiltration tuberculeuse de l'appareil respiratoire. Chez un manouvrier dont les muscles de la ceinture scapulaire sont fort exercés, l'abondance des chairs absorbe au passage une quantité de rayons telle que le sommet est voilé. La situation haute des clavicules tasse les parties molles chez les sujets à cou large et court et prive les premiers espaces intercostaux de leur clarté habituelle. Nous ne revenons pas sur la question des adénopathies, du goitre, des tumeurs de la région sus-claviculaire ou carotidienne.

Le phénomène de l'illumination subite au moment de la toux devrait, semble-t-il, trancher la question de savoir si les opacités légères et uniformes sont d'ordre pleuro-parenchymateux ou non. La conservation du phénomène implique l'hypothèse d'un poumon probablement sain ; mais la diminution, voire même la suppression du phénomène coïncide de temps en temps avec l'intégrité clinique et anatomique du poumon. Chez les obèses, chez les athlètes, le peu de transparence des plans de recouvrement gêne l'observation du phénomène de l'illumination subite, qui paraît atténué, et voilà comment beaucoup de sujets considérés comme tuberculeux, sur la foi d'un examen radioscopique mentionnant « sommet gris et mal lumineux à la toux », sont souvent indemnes de tuberculose. Nous n'osons pas, pour notre part, attacher d'importance diagnostique à la constatation d'un voile *léger*, *uniforme*, *bilatéral* avec ou sans persistance du phénomène de l'illumination subite au moment de la toux.

L'unilatéralité d'une diminution de transparence *légère* est-elle plus importante ?

L'étude comparative du poumon de face et de dos aide au jugement. Si la diminution de transparence est aussi nette dans les deux orientations, le symptôme mérite d'être retenu. Là, cependant, des raisons extrinsèques aux poumons et à la plèvre risquent encore de créer des asymétries d'opacité (développement musculaire inégal, épaisseur différente du pannicule adipeux, etc...)

Allons plus loin, le sommet le plus clair, celui qui sert d'étalon, n'a-t-il pas une transparence anormale et excessive, comme ce serait le cas, s'il était atteint par un processus emphysémateux ?...

Lorsque les opacités *légères, unilatérales* ne s'accompagnent ni de rétractions costales, ni de troubles de cinématique bien caractérisés, il y a lieu de les signaler dans le protocole d'examen, mais il faut se mettre en garde contre les interprétations mal justifiées.

Par contre, quand les opacités *légères* et *unilatérales* coïncident avec des modifications de la statique et des troubles de la cinématique bien caractérisés (aspect nuageux ou granité, suppression incontestable du phénomène de l'illumination subite au moment de la toux), elles acquièrent l'importance des signes les plus indiscutables.

2° *Taches.*

Les taches discrètes ont un siège d'élection situé entre l'arc antérieur de la première côte, la colonne vertébrale et le bord de la clavicule. Il est à propos de rappeler ici combien le siège d'élection des plus petites lésions coïncide avec la *Zone d'alarme* de Stephen Chauvet.

Les taches calcaires s'imposent au premier examen ; elles ont des bords nets et une opacité si grande qu'on pourrait les confondre avec des corps étrangers exogènes. Il est important de juger de la mobilité des taches calcaires au moment de la toux pour les différencier des adénopathies sus-claviculaires calcifiées.

L'opacité des taches varie à l'infini. Il est des taches qu'on ne voit qu'au moment de l'illumination subite, il y en a d'autres qui sont presque aussi nettes que les taches calcaires.

Des taches fines et confluentes recouvrent quelquefois la moitié, le tiers, le quart supérieur du poumon. Un examen d'ensemble prive l'image de fins détails et ne laisse pas distinguer les uns des autres ces différents éléments. Le poumon parait uniformément diminué de transparence A la faveur d'une fine irradiation les caractères se précisent ; au fond uniformément gris se substitue une multitude de points distincts qui jouent, au moment de la toux, en se déplaçant par rapport à l'ensemble et quelquefois les uns par rapport aux autres. Nous n'insistons pas sur les taches larges, foncées qui donnent aux poumons un aspect pommelé : ce sont des images que chacun connait.

3° *Marbrures.*

Les taches se relient les unes aux autres par des lignes sinueuses floues, plus ou moins longues, que l'on désigne sous le nom de marbrures par analogie avec les veines de certains marbres. Ces marbrures ont, elles aussi, un siège d'élection qui se projette entre la région hilaire et la partie supérieure du poumon, en dedans de l'arc antérieur de la première côte. Tantôt larges, ramifiées, discrètes et plus ou moins foncées, elles ont, au moment de la toux, des déplacements intéressants. Quand elles se déplacent d'un bloc avec l'image facile à reconnaître de l'arbre broncho-vasculaire il y a lieu de penser qu'elles ne sont point indépendantes de celui-ci et qu'elles représentent des condensations péri-broncho-vasculaires ; quand, au contraire, elles se répartissent en dehors du lieu d'élection et qu'elles semblent perdre toute solidarité avec l'arbre broncho-vasculaire, il faut les considérer comme des taches parenchymateuses longues et étroites ou comme le coup de pinceau d'un dessin plus complexe et déjà décrit : « la caverne de Bouchard », la « mie de pain » ou le « nid d'abeille [1]. »

4° *Cavités.*

La caverne de Bouchard, quand elle est bien caractérisée, a la forme d'un disque à centre clair, à contour sombre. Elle se déplace et se déforme au moment de la toux.

« Mie de pain » et « nid d'abeille ». — « Ces images se présentent de la façon suivante : sur une aire plus ou moins étendue, « de tonalité générale foncée, on aperçoit des lignes sombres, dessinant une série de cercles incomplets qui se coupent les uns, les « autres et circonscrivent des espaces plus clairs. L'ensemble rappelle l'aspect d'un morceau de pierre meulière, ou mieux celui « d'une tranche de mie de pain bien levé avec ses alvéoles inégales « et multiples.....

« Au moment de la toux, « l'aspect en mie de pain » est susceptible de se déplacer en bloc et de changer de configuration « dans ses grandes lignes.

« Souvent l'image est sensiblement différente. On dirait que tous « les espaces clairs sont à peu près de mêmes dimensions : ils paraissent avoir moins d'un centimètre carré de surface ; fréquemment, « les plus petits ont un contour polygonal et sont régulièrement « espacés. Il est rare qu'ils se groupent en très grand nombre. La « distance entre les uns et les autres est habituellement faible. Ils « se projettent sur un fond gris. On dirait avoir sous les yeux un « fragment de radiateur d'automobile : c'est l'aspect en nid d'abeille.

« L'aspect en nid d'abeille » s'observe surtout « dans la moitié « supérieure des champs pulmonaires. Cet aspect, quand il est finement tracé, échappe souvent à l'examen radioscopique.

« Au moment de la toux « l'aspect en nid d'abeille » change « moins que « l'aspect en mie de pain. »

En examinant le sommet, poussez l'investigation jusqu'aux ombres hilaires. Quand le sommet est atteint, les ombres hilaires sont, en

1. Mantoux et Maingot : Les images cavitaires de la tuberculose pulmonaire, *Presse médicale* du 7 mars 1918, n° 14.

règle générale, empâtées, larges, rameuses, denses au pédicule, encombrées de taches; elles se prolongent dans la direction des grosses bronches et l'on voit des tractus qui réunissent la partie interne des espaces susclaviculaires à la région hilaire.

Statique, cinématique et transparence, voilà les bases sur lesquelles repose l'exploration radioscopique détaillée du sommet des tuberculeux. Les renseignements cueillis sont variés et montrent de quelle négligence et de quelle imprécision se rendrait coupable l'observateur trop pressé qui résumerait ces données en termes vagues. Autant que possible, il faut rejeter l'expression, si fréquemment employée, de « sommet voilé »; c'est un mol oreiller, une réponse évasive avec laquelle, consciemment ou non, on néglige les signes précis dont l'exposé vient d'être tracé.

Examen radiographique des sommets.

Faut-il radiographier le malade de dos ou de face ? Faut-il radiographier séparément chaque sommet? Quelle est la position de choix ?

Nous faisons coucher le malade à plat ventre sur la table de radiographie, tête dans le vide, menton au bord de la table. Les épaules tombent mollement, les bras reposent le long du corps sur la planche de la table. Une plaque sensible 24×30 est insinuée au-dessous de la partie supérieure du thorax au contact du menton, les extrémités droite et gauche de la plaque à égale distance de la colonne vertébrale. Une bande de toile, sans ourlets ni coutures, passe sur la partie supérieure du dos et supporte aux extrémités des sacs de sable de deux à trois kilos, qui assurent l'immobilisation du malade. Cette façon de faire rapproche le plus possible le sommet du poumon de la plaque sensible; radiographiés de face, les espaces intercostaux ont un plus grand diamètre apparent, le poumon se voit mieux. Si la têtière de la table est légèrement relevée sous la poitrine le thorax forme avec l'abdomen un angle très obtus qui rend la position moins désagréable et le contact avec la plaque encore plus parfait.

L'ampoule, munie d'un cône compresseur, est amenée au-dessus du dos du malade dans le plan vertical de la ligne médiane : l'incidence normale tombe sur les cinquième, sixième ou septième vertèbres dorsales, l'axe du cône compresseur prend sur la verticale une obliquité suffisante pour que la zone d'irradiation passe par le sommet.

De la brièveté de la pose dépend évidemment la finesse de l'image : nous préférons prolonger l'irradiation et ne pas employer d'écrans intensificateurs : ceux-ci, dans l'état actuel de la fabrication, atténuent incontestablement la finesse des lignes et la richesse des très petits détails. L'emploi de l'écran intensificateur ne nous paraît justifié qu'avec une installation de très faible puissance ; mieux vaudrait en effet user d'écrans intensificateurs que de ne pas opérer en apnée. Tous les postes susceptibles de fournir 8 à 12 mA sous une tension de 60.000 à 100.000 volts permettent d'opérer sans écrans : à ces puissances, le temps de pose n'excède pas six à dix secondes chez des sujets relativement corpulents. Peu importe, au point de vue de la valeur documentaire des images, que l'irradiation soit faite en inspiration ou en expiration ; en expiration moyenne cependant l'immobilité est plus facile à obtenir.

Cette technique explore à la fois les deux sommets sans nuire à la finesse de l'image. Il ne nous paraît pas avantageux de radiographier séparément le sommet droit et le sommet gauche, mais on peut compléter l'examen par un cliché pris de dos : les principes de technique précédemment exposés indiquent suffisamment la conduite à tenir pour cette nouvelle radiographie.

Au point de vue photographique deux précautions sont à prendre :

1° Ne pas griller les parties molles par un excès de pose ;

2° Éviter de pousser le développement comme pour une étude du squelette.

L'excès de pose et l'excès de développement font disparaître les détails des parties molles et annulent la valeur de l'image au point de vue du diagnostic des lésions pulmonaires.

Résultats.

La description des *sommets normaux* faite à propos de l'examen radioscopique s'applique à la description de l'image radiographique. L'image radiographique, toutefois, est réduite à deux ordres de renseignements : *les modifications de la statique et les altérations de la transparence.*

Le sommet normal est une rareté mais il existe. Nous avons dans notre collection un assez grand nombre de plaques qui mettent en présence d'espaces intercostaux dont la transparence est satisfaisante, uniforme, sans marbrures et sans taches. Au-dessous des clavicules, la partie supérieure des ombres hilaires ne se prolonge pas au delà des limites normales, les arborescences broncho-vasculaires s'effacent avant d'atteindre les apex.

Après ce rare état de perfection, les sommets les moins atteints laissent apercevoir de fines marbrures radioscopiquement invisibles qui descendent parallèlement à la colonne vertébrale et se projettent entre l'arc antérieur de la première côte et les articulations costo-transversaires. Les ombres hilaires se prolongent jusqu'à ces marbrures qui, par leur situation et leur caractère, imposent à l'esprit l'idée de fines condensations de l'arbre broncho-vasculaire du sommet : ces marbrures ressemblent aux traces que certains vers laissent sur le sable humide de la mer.

Un degré de plus et de petites taches discrètes, les unes à bord net, les autres à limite estompée, se dessinent à droite et à gauche de ces marbrures ; elles se rattachent aux marbrures comme des fruits aux rameaux des arbres ; quelques-unes n'excèdent pas un à deux millimètres de diamètre, d'autres sont plus larges ; on peut en voir seulement une ou deux ; plus nombreuses, elles se groupent en pléiades, en amas, en semis. Certaines sont si légères qu'on ne les trouve qu'à la faveur d'un éclairage du cliché soigneusement choisi comme celui du négatoscope. Le siège d'élection de ces petites particularités est la partie interne du troisième et quatrième espace intercostal entre l'arc antérieur de la première côte et la colonne vertébrale. De temps en temps les lésions sont plus disséminées, quelques-unes occupent la partie externe de l'hémithorax, s'étendent au-dessous de la clavicule, se superposent à l'image des os dont on les dissocie bien sur les très bonnes radiographies.

Encore un degré de plus et les espaces sus-claviculaires sont le siège de taches larges, nombreuses, accompagnées de diminutions de transparence localisées ou très étendues. Des troubles de la statique donnent à l'image radiologique des caractères qui ne laissent plus de doute sur l'importance des désordres anatomo-pathologiques.

Le dessin se complique souvent de marbrures diffuses au sein des taches et des parties indemnes : tantôt ces marbrures représentent des ombres de vaisseaux aériens, sanguins ou lymphatiques, tantôt des altérations parenchymateuses plus longues et plus étroites que celles dont les taches sont l'expression. Nous avons déjà montré [1] comment il faut systématiser certaines images et savoir recon-

1. Mantoux et Maingot : *Les images cavitaires dans la tuberculose pulmonaire*, *Presse médicale* du 7 mars 1918, n° 14.

naître les aspects caractéristiques des cavités. Quand les marbrures et les taches forment des contours circulaires entre lesquels la transparence est plus grande que dans l'ambiance, on se trouve en présence tantôt de l'image cavitaire de Bouchard, tantôt de celle du nid d'abeille et de la mie de pain.

Le moment est maintenant venu de jeter un coup d'œil d'ensemble sur les différents signes radioscopiques et radiographiques des sommets tuberculeux. Aux aspects granité et nuageux de l'examen radioscopique correspondent les petites taches apexiennes, légères, habituellement visibles sur les clichés, entre l'arc antérieur de la première côte et la colonne vertébrale, autour des fines marbrures des ombres broncho-vasculaires. Le cliché vient prouver l'existence indiscutable des ombres fugitives de l'écran qui ne vivent que le temps de l'illumination subite au moment de la toux. L'examen radioscopique manque souvent de richesse d'expression pour permettre de reconnaître, dans l'image confuse d'un sommet pathologique, les caractères du nid d'abeille, voire même de la mie de pain, qui s'imposent à l'examen de la plaque sensible. Inversement, quand un contour circulaire imparfait ou confondu en partie avec des ombres costales laisse des doutes sur sa valeur significative, l'examen radioscopique précise parfois le diagnostic grâce aux déformations caractéristiques que subissent certaines cavernes au moment de la toux.

Valeur des signes.

L'exploration radiologique permet-elle à coup sûr de dépister la tuberculose des sommets, en d'autres termes un sommet normal au radiodiagnostic est-il un sommet anatomiquement et cliniquement normal ?

Les ombres décrites et considérées dans cet article comme anormales correspondent-elles toujours à des altérations anatomo-pathologiques ?

L'image radiologique d'une lésion apexienne comporte-t-elle en soi des éléments d'information au point de vue de l'âge de la lésion et de l'évolution ultérieure ?

Après avoir répondu à ces trois questions nous verrons ce qu'il faut penser du radiodiagnostic de la tuberculose au début :

1° Peut-on confondre sommet normal aux rayons et sommet cliniquement et anatomiquement normal ?

L'expérience clinique de tous les jours apprend que les signes radioscopiques peuvent être en retard sur les signes de percussion et d'auscultation.

Parmi les lésions invisibles, laissons de côté celles qui sont masquées par le squelette. Il y a des lésions superficielles que l'oreille dépiste facilement parce qu'elles sont immédiatement sous-jacentes aux téguments et quelquefois accompagnées de frottements pleuraux mais que l'examen radioscopique le plus soigneux ne peut mettre en lumière, faute de densité.

Au-dessous du seuil de visibilité sur l'écran, ces mêmes lésions peuvent-elles sur la plaque radiographique se traduire par des ombres révélatrices ?

Mantoux et l'auteur ont fait des expériences cruciales avec des fragments de pièces anatomiques collés en avant et en arrière de sommets normaux. Au-dessous d'une certaine épaisseur, les fragments ne se voient pas sur les meilleurs clichés. Les conditions de visibilité des fragments de pièces anomatiques collés contre la paroi antérieure du thorax sont, à égalité de volume et de poids, plus favorables que les conditions de visibilité des lésions intra-pulmonaires ; l'éloignement de celles-ci à la plaque agrandit, en effet, l'aire de projection au détriment des contrastes et de la finesse.

De l'invisibilité des morceaux minces découle cette conclusion que certaines lésions légères sont indécelables tant sur l'écran que sur la plaque.

Sommet radiologiquement n'est pas absolument synonyme de sommet acoustiquement et anatomiquement indemne d'altérations tuberculeuses.

2° Les ombres décrites comme anormales correspondent-elles toujours à des altérations anatomiques ?

L'expérience des pièces collées sur laquelle nous venons de nous appuyer est à double effet : puisque au-dessous d'une certaine épaisseur les morceaux de lésions sont indécelables, les ombres anormales que nous voyons tant sur l'écran que sur la plaque correspondent à des modications anatomiques relativement importantes. Les sommets granités ou nuageux, les sommets finement marbrés et tachés ne sont pas des sommets anatomiquement normaux.

La valeur représentative des taches apexiennes est donc démontrée. La grande fréquence de ces fines taches est aussi un fait de vérification journalière et pourtant parmi les sujets à sommets nuageux, granités, tachés, marbrés, beaucoup ne sont pas cliniquement des tuberculeux. C'est que l'exploration radiologique met sous les yeux les altérations apexiennes qu'une tuberculose guérie et à évolution insoupçonnée parfois laisse au sein des tissus. Les examens nécropsiques, avec coupes fines et sériées des sommets, ont fourni les preuves indiscutables de la grande fréquence des cicatrices apexiennes chez les sujets les moins suspects de tuberculose. Tous les médecins connaissent cette vérité dont la rareté des sommets radiologiquement normaux est le corollaire inéluctable.

Avec un peu d'habitude, on sait quelle est, en règle générale, l'importance des taches anormales chez les sujets qui ne sont pas des tuberculeux au sens clinique du mot et on peut exprimer l'impression laissée par l'examen radiologique en écrivant : « les « espaces sus-claviculaires renferment quelques taches discrètes qui « ne dépassent pas ce qu'on observe chez la moyenne des sujets consi- « dérés comme normaux » : cette formule, dans les cas légers, exprime la réalité anatomique des lésions et met le clinicien en garde contre une interprétation uniquement basée sur les signes radiologiques.

3° Y a-t-il des signes radiologiques susceptibles de différencier les lésions jeunes et en évolution des lésions cicatrisées ?

A moins d'examens répétés à intervalles réguliers, le radiodiagnostic ne répond pas à cette question. Il ne donne, en effet, aucun renseignement sur l'âge et l'évolution des lésions.

Les taches estompées, floues, légères, les empâtements diffus suggèrent l'idée de lésions entourées d'une zone inflammatoire. Les ombres nettes, foncées, bien circonscrites, font penser à des foyers sans tendance à l'extension, à des cicatrices d'autant plus scléreuses que plus opaques.

Les vérifications cliniques et anatomiques ne justifient malheureusement pas la généralisation de ces conceptions. Il n'y a dans l'intensité de l'ombre et la largeur des taches que des signes de probabilité. Ni l'aspect flou des contours, ni la limite précise de la zone malade n'impliquent à coup sûr l'idée de processus actif ou de fibrose de guérison. Les images les plus impressionnantes elles-mêmes, la « caverne de Bouchard », la « mie de pain », le « nid d'abeille » n'ont pas, dans leur variété d'expressions radiologiques, les signes dont nous aurions besoin pour juger de la sécheresse ou de la tendance vers la fonte progressive.

Diagnostic radiologique de la tuberculose au début.

Après avoir appris à reconnaître les petits signes radiologiques de la tuberculose, après avoir acquis la certitude que les moindres taches apexiennes représentent des lésions anatomiques faut-il demander aux rayons X qui dépistent de si petits foyers d'induration le diagnostic de la tuberculose au début ?

Ce serait une grave erreur d'attribuer toujours les petits signes radiologiques à des lésions initiales, de les considérer comme la représentation des follicules tuberculeux en train de se grouper en tubercules.

La discussion que nous venons de faire sur la valeur des signes radiologiques démontre surabondamment l'impossibilité de faire actuellement, dans tous les cas et avec certitude, par le seul moyen des rayons X, le diagnostic de la tuberculose au début.

Reprenons les arguments : sommet normal au radiodiagnostic ne signifie pas sommet acoustiquement et anatomiquement normal, donc il y a des débuts de tuberculose qui ne s'expriment ni sur l'écran radioscopique, ni sur la plaque radiographique. *La méthode est infidèle.*

A moins d'examens répétés à intervalles réguliers, le radiodiagnostic ne fait pas la différence entre les lésions progressives et les cicatrices. Dans la grande majorité des cas, les petites taches des sommets, même les plus fines, correspondent aux cicatrices discrètes que l'examen nécropsique fait rencontrer chez les sujets considérés pendant leur vie comme indemnes de tuberculose pulmonaire : ombres légères et discrètes ne signifient pas ombres de début.

Il ne faut pas que les radiologistes se rendent coupables d'une erreur analogue à celle que les cliniciens d'hier auraient commise s'ils avaient pris les fines nuances de percussion et d'auscultation pour les signes précoces de germination tuberculeuse.

Conclusions.

Jeune frère des méthodes acoustiques d'investigation thoracique qu'il ne vient pas détrôner, le radiodiagnostic apporte sa large part de contribution documentaire. Au sens clinique de grouper les renseignements d'origine variée et de conclure. Les signes radiologiques ne sont pas les moins importants parmi ceux recueillis : faut-il leur faire grief d'être à eux seuls insuffisants ?

C'est l'œil qui perçoit les signes radiologiques; c'est l'oreille qui entend les signes acoustiques. La mise à contribution dans une large mesure d'un sens jusqu'alors sans profit pour l'exploration apexienne, le sens de la vue, fournit à l'esprit des suggestions nouvelles et féconde l'impression clinique.

En présence d'une tuberculose soupçonnée, le radiodiagnostic apporte quelquefois des résultats surprenants. Il est arrivé à chacun de nous de découvrir, à l'examen radiologique, des lésions énormes que l'oreille la plus fine ne pouvait pas dépister. Que de cavernes centrales muettes à l'auscultation n'ont été reconnues qu'à l'écran !

Inversement, la constatation de sommets radiologiquement sains a suffi pour orienter les recherches et pour faire trouver ailleurs qu'aux poumons les raisons d'une dénutrition ou d'une pyrexie inexpliquées, pour demander à un examen du rhino-pharynx les causes d'une imperfection respiratoire des sommets.

En présence des lésions d'une tuberculose discrète, le radiodiagnostic topographie, mesure l'étendue, révèle le mode de groupement et la profondeur, les rapports avec les ombres broncho-vasculaires.

En présence d'une tuberculose confirmée, l'examen aux rayons X est le complément des schémas de percussion et d'auscultation : c'est la carte des lésions. Quand les raisons physiques des renseignements acoustiques et des signes radiologiques sont les mêmes, quand les méthodes s'appuient l'une et l'autre sur les inégalités de densité des parties saines et des tissus malades, le radiodiagnostic apporte une finesse de localisation et une richesse de détails qui lui sont propres.

La radioscopie et la radiographie décèlent les retentissements de la maladie sur la forme du thorax, sur les rapports des organes de l'appareil respiratoire et circulatoire ; elles laissent contempler le jeu des parties mobiles et mettent en lumière les perturbations de la cinématique.

La radiographie des sommets est un document automatiquement obtenu comparable à un document antérieurement établi. Ainsi envisagée, l'exploration aux rayons X n'est plus un acte unique et accidentel pendant l'évolution d'une tuberculose mais un contrôle presque constant. Pratiquée à intervalles réguliers et dans des conditions satisfaisantes, elle ajoute à tous ses avantages celui d'enregistrer les états successifs du malade, c'est-à-dire celui de préciser l'évolution même de la maladie.

L'EXPLORATION RADIOLOGIQUE DU MÉDIASTIN POSTÉRIEUR[1]

1er Août.

L'exploration radiologique du médiastin postérieur est un acte fécond en résultats dans le diagnostic des affections thoraciques. Les tumeurs, les abcès, les lésions cardio-aortiques, les affections du système lymphatique se traduisent par des ombres suggestives pour qui sait les interpréter et les rattacher à leur véritable cause. Il importe donc de mettre en garde contre les dispositions anatomiques capables de prêter à des interprétations erronées. L'examen frontal sert peu à l'exploration du médiastin : il ne renseigne pas sur le diamètre antéro-postérieur de l'espace rétrocardiaque, il ne permet pas de discerner les ombres noyées dans le complexus sterno-cardio-vertébral. L'examen sagittal montre un large espace clair au-dessus du diaphragme et en arrière du cœur. Un peu plus haut, l'espace clair rétrocardiaque se rétrécit ; on dirait que la base du cœur s'appuie sur la colonne-vertébrale. Cette apparence est trompeuse ; en position oblique antérieure droite, oblique postérieure gauche chez l'individu normal, se voit une bande transparente, étendue du haut en bas, en arrière du cœur et désignée sous le nom d'espace *clair médian*.

Certaines dispositions squelettiques (scolioses, par exemple) modifient la visibilité de l'espace clair médian, de même les changements de volume et de configuration extérieure du cœur. Suivant la situation du cœur, le diamètre apparent du médiastin postérieur varie dans de larges mesures. A ce point de vue, on doit considérer différents types de topographie cardiaque et préciser celui en présence duquel on se trouve. Tantôt le bord droit du cœur affleure le bord droit de la colonne vertébrale, on dit alors que le *cœur est gauche* ; tantôt le bord droit du cœur déborde le bord droit de la colonne vertébrale sans cependant le déborder assez pour que le cœur soit au milieu du thorax, on dit alors que le *cœur est péri-*

1. Congrès de l'A. F. A. S. Nimes, 1912.

médian ; tantôt le cœur est au milieu du thorax, il est *médian* ; tantôt, enfin, le bord gauche du cœur affleure ou même dépasse en dedans le bord gauche de la colonne vertébrale, le *cœur est droit.* Or, quand on passe du cœur gauche au cœur médian, on voit en position oblique antérieure droite ou oblique postérieure gauche la largeur du médiastin diminuer jusqu'à ce que l'oreillette projette son ombre sur celle du vertex. Quand le cœur est droit, c'est en position oblique antérieure gauche, oblique postérieure droite qu'on doit explorer le médiastin postérieur.

EXTRAIT DU *Bulletin de la Société médicale des Hôpitaux.*
(Séance du 18 octobre 1912).

PRÉSENTATION DE RADIOGRAPHIES DE PNEUMOTHORAX ARTIFICIEL.

MM. Rist et Maingot présentent une série de radiographies faites avant et pendant le traitement par la méthode de Forlanini. Ils montrent que l'examen aux rayons X est intéressant, non seulement pour le diagnostic anatomique des lésions de la tuberculose, de la symphyse pleurale, de la sclérose pulmonaire, mais encore pour suivre les effets du pneumothorax artificiel et renseigner sur la quantité d'air qui se trouve dans la plèvre.

MAYENNE, IMPRIMERIE CHARLES COLIN

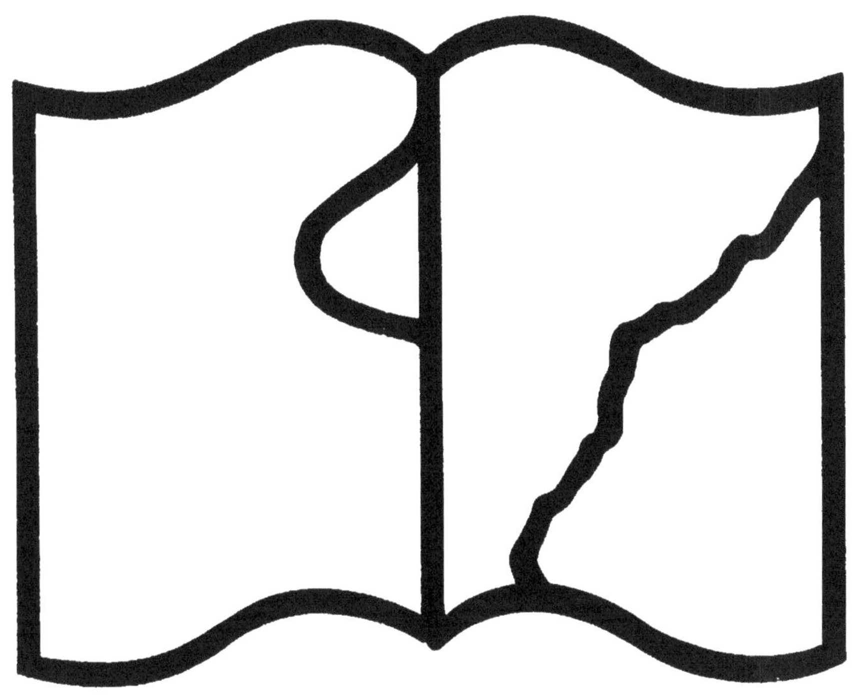

Texte détérioré — reliure défectueuse

NF Z 43-120-11

www.ingramcontent.com/pod-product-compliance
Ingram Content Group UK Ltd.
Pitfield, Milton Keynes, MK11 3LW, UK
UKHW021132230726
13926UKWH00002B/752

9 782013 582513